DIETA CHETOGENICA

LE RICETTE PIÙ GUSTOSE PER LA TUA COLAZIONE PER PERDERE PESO ED ESSERE PIÙ ENERGETICO

JIMMY CLAYTON

Sommario

Introduzione 6
Ricette chetogeniche per colazione 9
   Deliziose Uova In Camicia 10
   Ciotola Deliziosa Colazione 12
   Uova E Salsicce Deliziose 14
   Uova strapazzate 16
   Deliziosa Frittata 18
   Salmone Affumicato Colazione 20
   Delizia Di Feta E Asparagi 22
   Uova speciali per la colazione 24
   Uova Al Forno In Avocado 26
   Gamberetti E Pancetta Affumicata Prima Colazione 27
   Deliziosa colazione messicana 30
   Torta deliziosa colazione 32
   Colazione in padella 34
   Deliziosa padella per la colazione 36
   Colazione Casseruola 38
   Incredibili tortini per la colazione 40
   Deliziosa Quiche Di Salsiccia 42
   Piatto speciale per la colazione 44
   Chorizo E Colazione Di Cavolfiore 46
   Casseruola Di Spaghetti Italiani 48
   Porridge semplice colazione 50
   Deliziosa Granola 52
   Deliziosi Cereali Di Mandorle 53
   Ottima colazione ciotola 55
   Delizioso Pane Prima Colazione 58
   Muffin da colazione 60
   Pane speciale per la colazione 62
   Panino per la colazione 64
   Muffin Deliziosi Del Pollo Della Colazione 66
   Deliziosi Biscotti Alle Erbe 68
   Muffin di avocado 70
   Focaccine Della Prima Colazione Del Limone E Della Pancetta. 72

Muffin Di Origano E Formaggio 74
Deliziosa Colazione Di Tacchino 74
Burrito incredibile 76
Hash a colazione incredibile 78
Delizia di cavoletti di Bruxelles 81
Granella di cereali per la colazione 83
Colazione Budino di Chia 85
Delizioso Porridge Di Canapa 88
Cereali per la colazione semplici 90
Porridge all'uovo semplice 93
Deliziose frittelle 94
Pancakes alle mandorle 96
Deliziose frittelle di zucca 99
Toast francese semplice della prima colazione 101
Waffle fantastici 103
Granola Al Forno 105
Frullato incredibile 107
Conclusione 109

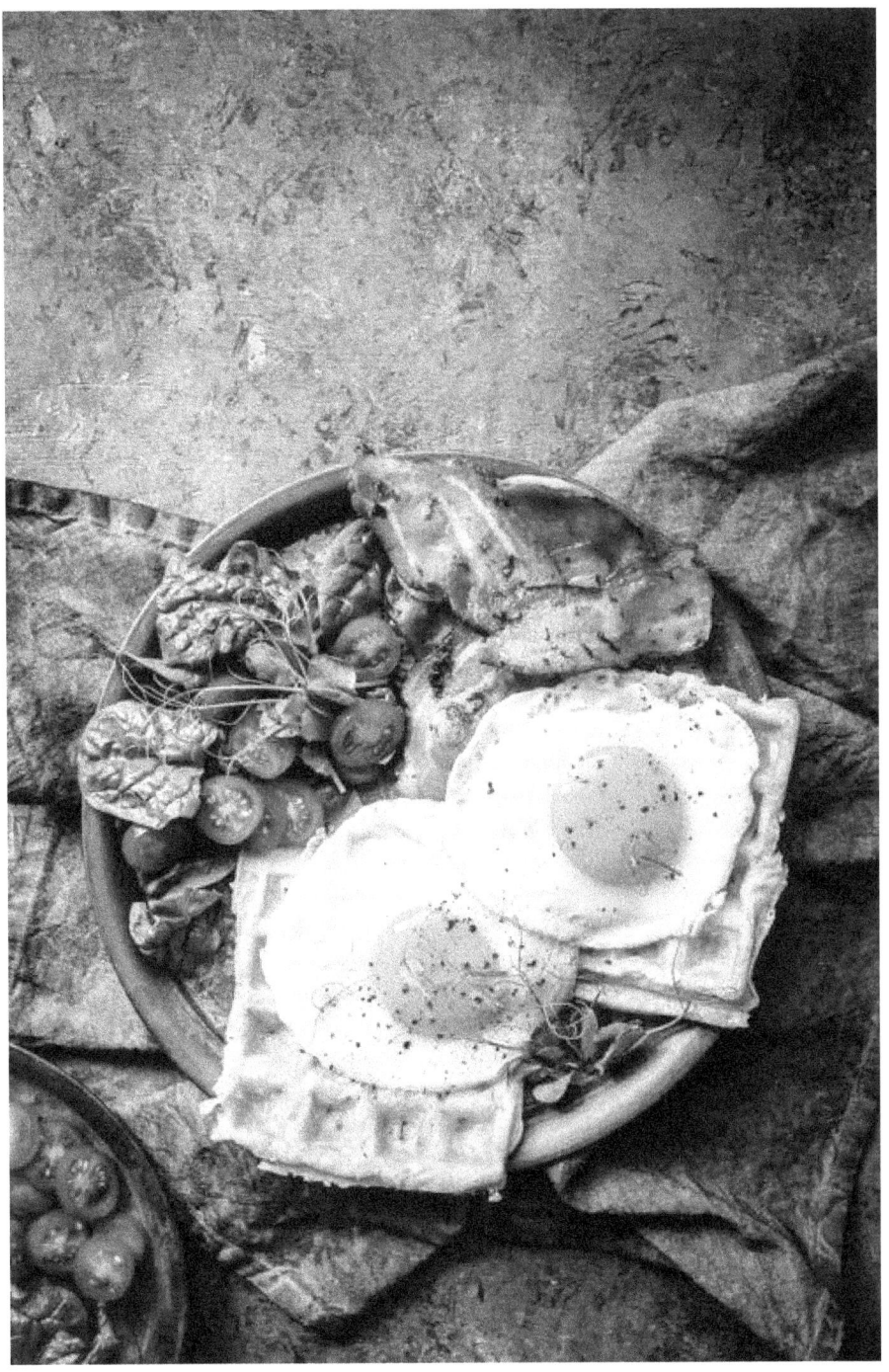

Introduzione

Vuoi dare una svolta alla tua vita? Vuoi diventare una persona più sana che può godere di una vita nuova e migliore? Allora sei decisamente nel posto giusto. Stai per scoprire una dieta meravigliosa e molto sana che ha cambiato milioni di vite. Stiamo parlando della dieta chetogenica, uno stile di vita che ti ipnotizzerà e che ti renderà una nuova persona in pochissimo tempo.

Quindi, sediamoci, rilassiamoci e scopriamo di più sulla dieta chetogenica.

Una dieta cheto è a basso contenuto di carboidrati. Questa è la prima e una delle cose più importanti che dovresti ora. Durante una tale dieta, il tuo corpo produce chetoni nel tuo fegato e questi vengono usati come energia.

Il tuo corpo produrrà meno insulina e glucosio e verrà indotto uno stato di chetosi.

La chetosi è un processo naturale che si manifesta quando la nostra assunzione di cibo è inferiore al normale. Il corpo si adatterà presto a questo stato e quindi potrai dimagrire in pochissimo tempo ma diventerai anche più sano e miglioreranno le tue prestazioni fisiche e mentali.

I tuoi livelli di zucchero nel sangue miglioreranno e non sarai predisposto al diabete.
Inoltre, l'epilessia e le malattie cardiache possono essere prevenute se si segue una dieta chetogenica.
Il tuo colesterolo migliorerà e ti sentirai benissimo in pochissimo tempo.

Una dieta chetogenica è semplice e facile da seguire a patto di seguire alcune semplici regole. Non è necessario apportare modifiche enormi, ma ci sono alcune cose che dovresti sapere.
Quindi, ecco qui!

L'elenco degli alimenti che puoi mangiare durante una dieta cheto è permissivo e ricco come puoi vedere tu stesso.
Quindi, pensiamo che dovrebbe essere abbastanza facile per te iniziare una dieta del genere.

Se hai già fatto questa scelta, allora è ora di controllare la nostra straordinaria raccolta di ricette cheto.
In questa guida scoprirai 50 delle migliori ricette chetogeniche per la colazione al mondo e presto sarai in grado di realizzare ognuna di queste ricette.

Ora iniziamo il nostro magico viaggio culinario!

Ricette chetogeniche per colazione

Deliziose Uova In Camicia

Se stai seguendo una dieta chetogenica, questa ricetta è perfetta per la colazione!

Tempo di preparazione: 10 minuti
Tempo di cottura: 35 minuti
Porzioni: 4

Ingredienti:

- 3 spicchi d'aglio, tritati
- 1 cucchiaio di burro chiarificato
- 1 cipolla bianca, tritata
- 1 peperone serrano, tritato
- Sale e pepe nero qb
- 1 peperone rosso, tritato
- 3 pomodori, tritati
- 1 cucchiaino di paprika
- 1 cucchiaino di cumino
- ¼ di cucchiaino di peperoncino in polvere
- 1 cucchiaio di coriandolo tritato
- 6 uova

Indicazioni:
1. Riscaldare una padella con il burro chiarificato a fuoco medio, aggiungere la cipolla, mescolare e cuocere per 10 minuti.
2. Aggiungere il pepe serrano e l'aglio, mescolare e cuocere per 1 minuto.
3. Aggiungere il peperone rosso, mescolare e cuocere per 10 minuti.
4. Aggiungere i pomodori, il sale, il pepe, il peperoncino in polvere, il cumino e la paprika, mescolare e cuocere per 10 minuti.
5. Rompere le uova nella padella, condirle con sale e pepe, coprire la padella e cuocere per altri 6 minuti.
6. Cospargere di coriandolo alla fine e servire.

Nutrizione: calorie 300, grassi 12, fibre 3,4, carboidrati 22, proteine 14

Ciotola Deliziosa Colazione

Ti sentirai pieno di energia tutto il giorno con questa colazione keto!

Tempo di preparazione: 10 minuti
Tempo di cottura: 20 minuti
Porzioni: 1

Ingredienti:

- 4 once di manzo, macinato
- 1 cipolla gialla, tritata
- 8 funghi, affettati
- Sale e pepe nero qb
- 2 uova sbattute
- 1 cucchiaio di olio di cocco
- ½ cucchiaino di paprika affumicata
- 1 avocado, snocciolato, sbucciato e tritato
- 12 olive nere, snocciolate e affettate

Indicazioni:
1. Riscaldare una padella con l'olio di cocco a fuoco medio, aggiungere cipolle, funghi, sale e pepe, mescolare e cuocere per 5 minuti.
2. Aggiungere la carne e la paprika, mescolare, cuocere per 10 minuti e trasferire in una ciotola.
3. Riscaldare di nuovo la padella a fuoco medio, aggiungere le uova, un po 'di sale e pepe e mescolarle.
4. Rimettere la miscela di manzo nella padella e mescolare.
5. Aggiungere l'avocado e le olive, mescolare e cuocere per 1 minuto.
6. Trasferisci in una ciotola e servi.

Nutrizione: calorie 600, grassi 23, fibre 8, carboidrati 22, proteine 43

Uova E Salsicce Deliziose

Prova una colazione keto diversa ogni giorno! Prova questo!

Tempo di preparazione: 10 minuti
Tempo di cottura: 35 minuti
Porzioni: 6

Ingredienti:

- 5 cucchiai di burro chiarificato
- 12 uova
- Sale e pepe nero qb
- 1 oncia di spinaci, strappati
- 12 fette di prosciutto
- 2 salsicce tritate
- 1 cipolla gialla, tritata
- 1 peperone rosso, tritato

Indicazioni:

- Riscaldare una padella con 1 cucchiaio di burro chiarificato a fuoco medio, aggiungere le salsicce e la cipolla, mescolare e cuocere per 5 minuti.
- Aggiungere il peperone, sale e pepe, mescolare e cuocere per altri 3 minuti e trasferire in una ciotola.

- Sciogliere il resto del burro chiarificato e dividerlo in 12 stampini per cupcake.
- Aggiungere una fetta di prosciutto in ogni stampo per cupcake, dividere gli spinaci in ciascuno e poi il mix di salsiccia.
- Rompere un uovo sopra, introdurre il tutto nel forno e infornare a 425 gradi per 20 minuti.
- Lascia raffreddare un po 'i tuoi cupcakes cheto prima di servire.

Nutrizione: calorie 440, grassi 32, fibre 0, carboidrati 12, proteine 22

Uova strapazzate

Hanno un sapore delizioso!

Tempo di preparazione: 10 minuti
Tempo di cottura: 10 minuti
Porzioni: 1

Ingredienti:

- 4 funghi porcini, tritati
- 3 uova, sbattute
- Sale e pepe nero qb
- 2 fette di prosciutto, tritate
- ¼ di tazza di peperone rosso, tritato
- ½ tazza di spinaci, tritati
- 1 cucchiaio di olio di cocco

Indicazioni:
1. Scaldare una padella con metà dell'olio a fuoco medio, aggiungere i funghi, gli spinaci, il prosciutto e il peperone, mescolare e cuocere per 4 minuti.
2. Riscaldare un'altra padella con il resto dell'olio a fuoco medio, aggiungere le uova e farle strapazzare.
3. Aggiungere le verdure e il prosciutto, sale e pepe, mescolare, cuocere per 1 minuto e servire.

Nutrizione: calorie 350, grassi 23, fibra 1, carboidrati 5, proteine 22

Deliziosa Frittata

Prova una frittata di keto oggi! È così gustoso!

Tempo di preparazione: 10 minuti
Tempo di cottura: 1 ora
Porzioni: 4

Ingredienti:

- 9 once di spinaci
- 12 uova
- Peperoni da 1 oncia
- 1 cucchiaino di aglio, tritato
- Sale e pepe nero qb
- 5 once di mozzarella, sminuzzata
- ½ tazza di parmigiano grattugiato
- ½ tazza di ricotta
- 4 cucchiai di olio d'oliva
- Un pizzico di noce moscata

Indicazioni:

1. Spremi il liquido dagli spinaci e mettili in una ciotola.
2. In un'altra ciotola, mescolare le uova con sale, pepe, noce moscata e aglio e sbattere bene.
3. Aggiungere gli spinaci, il parmigiano e la ricotta e mescolare di nuovo bene.
4. Versare il tutto in una padella, cospargere di mozzarella e peperoni, introdurre in forno e cuocere a 375 gradi per 45 minuti.
5. Lasciar raffreddare la frittata per qualche minuto prima di servirla.

Nutrizione: calorie 298, grassi 2, fibre 1, carboidrati 6, proteine 18

Salmone Affumicato Colazione

Ti sorprenderà con il suo gusto!

Tempo di preparazione: 10 minuti
Tempo di cottura: 10 minuti
Porzioni: 3

Ingredienti:

- 4 uova, sbattute
- ½ cucchiaino di olio di avocado
- 4 once di salmone affumicato, tritato
- *Per la salsa:*
- 1 tazza di latte di cocco
- ½ tazza di anacardi, ammollati, scolati
- ¼ di tazza di cipolle verdi, tritate
- 1 cucchiaino di aglio in polvere
- Sale e pepe nero qb
- 1 cucchiaio di succo di limone

Indicazioni:

1. Nel tuo frullatore, mescola gli anacardi con il latte di cocco, l'aglio in polvere e il succo di limone e mescola bene.
2. Salate, pepate e le cipolle verdi, frullate ancora bene, trasferite in una ciotola e tenete per ora in frigo.
3. Riscaldare una padella con l'olio a fuoco medio-basso, aggiungere le uova, sbattere un po 'e cuocere fino a quando non saranno quasi pronte
4. Introdurre nella griglia preriscaldata e cuocere fino a quando le uova non si saranno solidificate.
5. Dividere le uova nei piatti, guarnire con il salmone affumicato e servire con la salsa di cipolle verdi.

Nutrizione: calorie 200, grassi 10, fibre 2, carboidrati 11, proteine 15

Delizia Di Feta E Asparagi

Questi elementi si combinano molto bene!

Tempo di preparazione: 10 minuti
Tempo di cottura: 25 minuti
Porzioni: 2

Ingredienti:
- 12 lance di asparagi
- 1 cucchiaio di olio d'oliva
- 2 cipolle verdi, tritate
- 1 spicchio d'aglio tritato
- 6 uova
- Sale e pepe nero qb
- ½ tazza di formaggio feta

Indicazioni:
1. Scaldare una padella con un po 'd'acqua a fuoco medio, aggiungere gli asparagi, cuocere per 8 minuti, scolare bene, tritare 2 lance e riservare il resto.
2. Scaldare una padella con l'olio a fuoco medio, aggiungere l'aglio, gli asparagi e le cipolle tritate, mescolare e cuocere per 5 minuti.
3. Aggiungere le uova, il sale e il pepe, mescolare, coprire e cuocere per 5 minuti.
4. Disporre gli asparagi interi sopra la vostra frittata, spolverare di formaggio, introdurre in forno a 350 gradi e cuocere per 9 minuti.
5. Dividete tra i piatti e servite.

Nutrizione: calorie 340, grassi 12, fibre 3, carboidrati 8, proteine 26

Uova speciali per la colazione

Questa è davvero la migliore ricetta di uova di keto che tu possa mai provare!

Tempo di preparazione: 10 minuti
Tempo di cottura: 4 minuti
Porzioni: 12

Ingredienti:
- 4 bustine di tè
- 4 cucchiai di sale
- 12 uova
- 2 cucchiai di cannella
- 6-anice stellato
- 1 cucchiaino di pepe nero
- 1 cucchiaio di pepe in grani
- 8 tazze d'acqua
- 1 tazza di salsa tamari

Indicazioni:
1. Mettere l'acqua in una pentola, aggiungere le uova, portarle a ebollizione a fuoco medio e cuocere finché non saranno sode.
2. Raffreddali e rompili senza sbucciarli.
3. In una pentola capiente, mescolare acqua con bustine di tè, sale, pepe, pepe in grani, cannella, anice stellato e salsa tamari.
4. Aggiungere le uova spezzate, coprire la pentola, portare a ebollizione a fuoco basso e cuocere per 30 minuti.
5. Gettare le bustine di tè e cuocere le uova per 3 ore e 30 minuti.
6. Lasciar raffreddare le uova, sbucciarle e servirle per colazione.

Nutrizione: calorie 90, grassi 6, fibre 0, carboidrati 0, proteine 7

Uova Al Forno In Avocado

Sono così deliziosi e hanno anche un bell'aspetto!

Tempo di preparazione: 10 minuti
Tempo di cottura: 20 minuti
Porzioni: 4

Ingredienti:

- 2 avocado, tagliati a metà e snocciolati
- 4 uova
- Sale e pepe nero qb
- 1 cucchiaio di erba cipollina tritata

Indicazioni:

1. Raccogli un po 'di polpa dalle metà dell'avocado e disponile in una pirofila.
2. Rompere un uovo in ogni avocado, condire con sale e pepe, introdurli in forno a 425 gradi e infornare per 20 minuti.
3. Cospargere di erba cipollina alla fine e servire per colazione!

Nutrizione: calorie 400, grassi 34, fibre 13, carboidrati 13, proteine 15

Gamberetti E Pancetta Affumicata Prima Colazione

Questa è un'idea perfetta per la colazione!

Tempo di preparazione: 10 minuti
Tempo di cottura: 15 minuti
Porzioni: 4

Ingredienti:

- 1 tazza di funghi, affettati
- 4 fette di pancetta tritate
- 4 once di salmone affumicato, tritato
- 4 once di gamberetti, sgusciati
- Sale e pepe nero qb
- ½ tazza di crema al cocco

Indicazioni:
1. Riscaldare una padella a fuoco medio, aggiungere la pancetta, mescolare e cuocere per 5 minuti.
2. Aggiungere i funghi, mescolare e cuocere per altri 5 minuti.
3. Aggiungere il salmone, mescolare e cuocere per 3 minuti.
4. Aggiungere i gamberi e cuocere per 2 minuti.
5. Aggiungere sale, pepe e la crema di cocco, mescolare, cuocere per 1 minuto, togliere dal fuoco e dividere tra i piatti.

Nutrizione: calorie 340, grassi 23, fibre 1, carboidrati 4, proteine 17

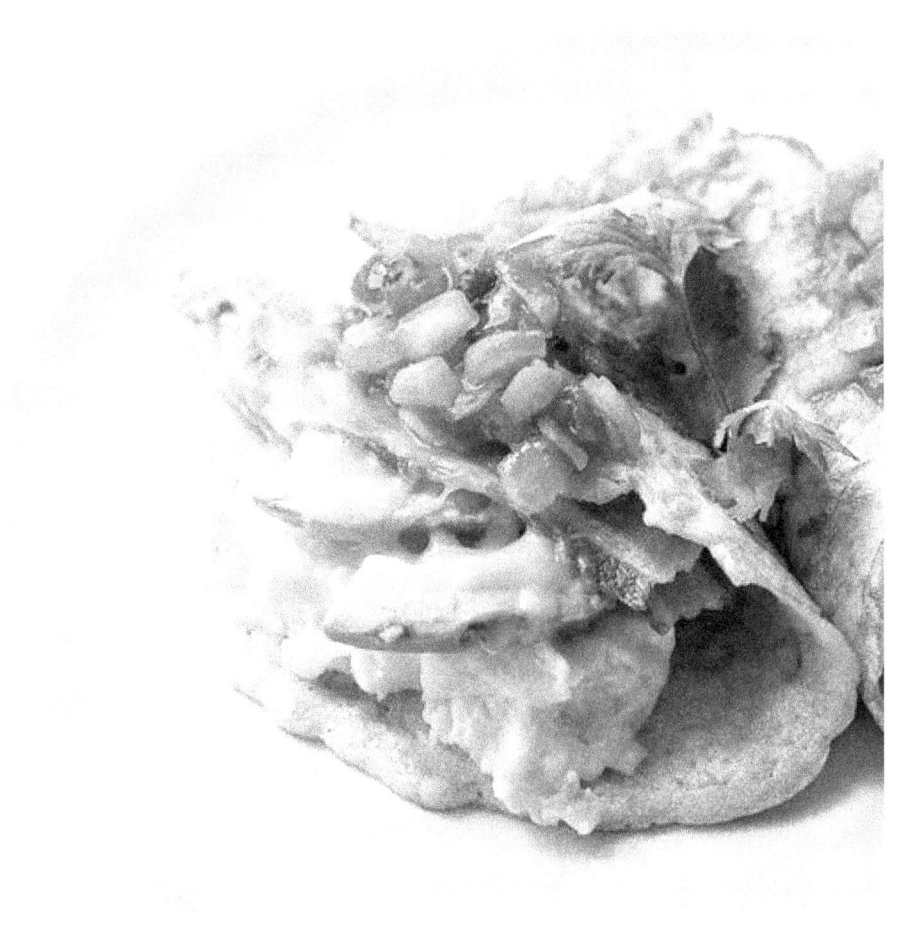

Deliziosa colazione messicana

Prova oggi una colazione messicana chetogenica!

Tempo di preparazione: 10 minuti
Tempo di cottura: 30 minuti
Porzioni: 8

Ingredienti:

- ½ tazza di salsa enchilada
- 1 libbra di maiale, macinata
- 1 libbra di chorizo, tritato
- Sale e pepe nero qb
- 8 uova
- 1 pomodoro, tritato
- 3 cucchiai di burro chiarificato
- ½ tazza di cipolla rossa, tritata
- 1 avocado, snocciolato, sbucciato e tritato

Indicazioni:

1. In una ciotola, mescolare il maiale con il chorizo, mescolare e stendere su una forma da forno foderata.
2. Distribuire sopra la salsa di enchilada, introdurre in forno a 350 gradi F e cuocere per 20 minuti.

3. Riscaldare una padella con il burro chiarificato a fuoco medio, aggiungere le uova e farle strapazzare bene.
4. Sfornare il composto di maiale e spalmare sopra le uova strapazzate.
5. Cospargere di sale, pepe, pomodoro, cipolla e avocado, dividere tra i piatti e servire.

Nutrizione: calorie 400, grassi 32, fibre 4, carboidrati 7, proteine 25

Torta deliziosa colazione

Presta attenzione e impara a preparare questa ottima colazione in un attimo!

Tempo di preparazione: 10 minuti
Tempo di cottura: 45 minuti
Porzioni: 8

Ingredienti:

- ½ cipolla tritata
- 1 crosta di torta
- ½ peperone rosso, tritato
- ¾ libbra di manzo, macinato
- Sale e pepe nero qb
- 3 cucchiai di condimento per taco
- Una manciata di coriandolo, tritato
- 8 uova
- 1 cucchiaino di olio di cocco
- 1 cucchiaino di bicarbonato di sodio
- Salsa di mango per servire

Indicazioni:
1. Riscaldare una padella con l'olio a fuoco medio, aggiungere il manzo, cuocere fino a quando non diventa dorato e si mescola con sale, pepe e condimento per taco.
2. Mescolate ancora, trasferite in una ciotola e lasciate da parte per ora.
3. Riscaldare di nuovo la padella a fuoco medio con il sugo di cottura della carne, aggiungere cipolla e peperone, mescolare e cuocere per 4 minuti.
4. Aggiungere le uova, il bicarbonato di sodio e un po 'di sale e mescolare bene.
5. Aggiungere il coriandolo, mescolare di nuovo e togliere dal fuoco.
6. Distribuire il mix di manzo in crosta di torta, aggiungere il mix di verdure e distribuire sulla carne, introdurre in forno a 350 gradi F e cuocere per 45 minuti.
7. Lasciare raffreddare un po 'la torta, affettarla, dividerla tra i piatti e servire con sopra la salsa di mango.

Nutrizione: calorie 198, grassi 11, fibre 1, carboidrati 12, proteine 12

Colazione in padella

Ti consigliamo di provare questa colazione cheto il prima possibile!

Tempo di preparazione: 10 minuti
Tempo di cottura: 30 minuti
Porzioni: 2

Ingredienti:

- ½ libbra di carne di manzo, tritata
- 2 cucchiaini di peperoncino rosso in fiocchi
- 1 cucchiaio di salsa tamari
- 2 peperoni, tritati
- 1 cucchiaino di peperoncino in polvere
- 1 cucchiaio di olio di cocco
- Sale e pepe nero qb

Per il bok choy:

- 6 mazzi di bok choy, mondati e tritati
- 1 cucchiaino di zenzero, grattugiato
- Sale qb
- 1 cucchiaio di olio di cocco

Per le uova:

- 1 cucchiaio di olio di cocco
- 2 uova

Indicazioni:
1. Riscaldare una padella con 1 cucchiaio di olio di cocco a fuoco medio-alto, aggiungere la carne di manzo e i peperoni, mescolare e cuocere per 10 minuti.
2. Salate, pepate, la salsa tamari, i fiocchi di peperoncino e il peperoncino in polvere, mescolate, fate cuocere ancora per 4 minuti e togliete dal fuoco.
3. Riscaldare un'altra padella con 1 cucchiaio di olio a fuoco medio, aggiungere il bok choy, mescolare e cuocere per 3 minuti.
4. Salare e zenzero, mescolare, cuocere ancora per 2 minuti e togliere dal fuoco.
5. Riscaldare la terza padella con 1 cucchiaio di olio a fuoco medio, rompere le uova e friggerle.
6. Dividete il manzo e il peperone mescolato in 2 ciotole.
7. Dividi il bok choy e guarnisci con le uova.

Nutrizione: calorie 248, grassi 14, fibre 4, carboidrati 10, proteine 14

Deliziosa padella per la colazione

Sarà così gustoso!

Tempo di preparazione: 10 minuti
Tempo di cottura: 30 minuti
Porzioni: 4

Ingredienti:

- 8 once di funghi, tritati
- Sale e pepe nero qb
- 1 libbra di maiale, tritato
- 1 cucchiaio di olio di cocco
- ½ cucchiaino di aglio in polvere
- ½ cucchiaino di basilico essiccato
- 2 cucchiai di senape di Digione
- 2 zucchine, tritate

Indicazioni:
1. Riscaldare una padella con l'olio a fuoco medio alto, aggiungere i funghi, mescolare e cuocere per 4 minuti.
2. Aggiungere le zucchine, sale e pepe, mescolare e cuocere per altri 4 minuti.
3. Aggiungere il maiale, l'aglio in polvere, il basilico, altro sale e pepe, mescolare e cuocere fino a quando la carne è cotta.
4. Aggiungere la senape, mescolare, cuocere ancora per 3 minuti, dividere in ciotole e servire.

Nutrizione: calorie 240, grassi 15, fibre 2, carboidrati 9, proteine 17

Colazione Casseruola

Devi provare questo!

Tempo di preparazione: 10 minuti
Tempo di cottura: 40 minuti
Porzioni: 4

Ingredienti:

- 10 uova
- 1 libbra di salsiccia di maiale, tritata
- 1 cipolla gialla, tritata
- 3 tazze di spinaci, strappati
- Sale e pepe nero qb
- 3 cucchiai di olio di avocado

Indicazioni:

1. Riscaldare una padella con 1 cucchiaio di olio a fuoco medio, aggiungere la salsiccia, mescolare e far rosolare per 4 minuti.
2. Aggiungere la cipolla, mescolare e cuocere per altri 3 minuti.
3. Aggiungere gli spinaci, mescolare e cuocere per 1 minuto.

4. Ungete una teglia con il resto dell'olio e spalmate il composto di salsiccia.
5. Sbattere le uova e aggiungerle al mix di salsicce.
6. Mescolare delicatamente, introdurre in forno a 350 gradi F e infornare per 30 minuti.
7. Lasciar raffreddare la casseruola per qualche minuto prima di servirla a colazione.

Nutrizione: calorie 345, grassi 12, fibre 1, carboidrati 8, proteine 22

Incredibili tortini per la colazione

Questo è incredibilmente gustoso e facile da preparare per la colazione!

Tempo di preparazione: 10 minuti
Tempo di cottura: 10 minuti
Porzioni: 4

Ingredienti:

- 1 libbra di carne di maiale, tritata
- Sale e pepe nero qb
- ¼ di cucchiaino di timo, essiccato
- ½ cucchiaino di salvia essiccata
- ¼ di cucchiaino di zenzero, essiccato
- 3 cucchiai di acqua fredda
- 1 cucchiaio di olio di cocco

Indicazioni:
1. Metti la carne in una ciotola.
2. In un'altra ciotola mescolate l'acqua con sale, pepe, salvia, timo e zenzero e frullate bene.
3. Aggiungere questo alla carne e mescolare molto bene.
4. Forma le tue polpette e posizionale su una superficie di lavoro.
5. Riscaldare una padella con l'olio di cocco a fuoco medio-alto, aggiungere le polpette, friggerle per 5 minuti, girarle e cuocerle per altri 3 minuti.
6. Serviteli caldi.

Nutrizione: calorie 320, grassi 13, fibre 2, carboidrati 10, proteine 12

Deliziosa Quiche Di Salsiccia

È così incredibile! Devi farlo domani per colazione!

Tempo di preparazione: 10 minuti
Tempo di cottura: 40 minuti
Porzioni: 6

Ingredienti:

- 12 once di salsiccia di maiale, tritata
- Sale e pepe nero qb
- 2 cucchiaini di panna da montare
- 2 cucchiai di prezzemolo tritato
- 10 pomodorini misti, tagliati a metà
- 6 uova
- 2 cucchiai di parmigiano grattugiato
- 5 fette di melanzane

Indicazioni:
1. Distribuire i pezzi di salsiccia sul fondo di una pirofila.
2. Mettere sopra le fette di melanzane.
3. Aggiungi i pomodorini.
4. In una ciotola mescolate le uova con sale, pepe, panna e parmigiano e sbattete bene.
5. Versare questo nella teglia, introdurre in forno a 375 ° F e infornare per 40 minuti.
6. Servite subito.

Nutrizione: calorie 340, grassi 28, fibre 3, carboidrati 3, proteine 17

Piatto speciale per la colazione

Questa è una colazione chetogenica che vale la pena provare!

Tempo di preparazione: 10 minuti
Tempo di cottura: 40 minuti
Porzioni: 6

Ingredienti:

- 1 libbra di salsiccia, tritata
- 1 porro tritato
- 8 uova, sbattute
- ¼ di tazza di latte di cocco
- 6 gambi di asparagi, tritati
- 1 cucchiaio di aneto, tritato
- Sale e pepe nero qb
- ¼ di cucchiaino di aglio in polvere
- 1 cucchiaio di olio di cocco, sciolto

Indicazioni:
1. Riscaldare una padella a fuoco medio, aggiungere i pezzi di salsiccia e farli rosolare per qualche minuto.
2. Aggiungere gli asparagi e il porro, mescolare e cuocere per qualche minuto.
3. Nel frattempo, in una ciotola, mescolare le uova con sale, pepe, aneto, aglio in polvere e latte di cocco e frullare bene.
4. Versalo in una teglia unta con l'olio di cocco.
5. Aggiungere la salsiccia e le verdure sopra e frullare il tutto.
6. Introdurre in forno a 325 gradi F e infornare per 40 minuti.
7. Servire caldo.

Nutrizione: calorie 340, grassi 12, fibre 3, carboidrati 8, proteine 23

Chorizo E Colazione Di Cavolfiore

Non serve essere un cuoco esperto per preparare un'ottima colazione! Prova questa prossima ricetta e divertiti!

Tempo di preparazione: 10 minuti
Tempo di cottura: 45 minuti
Porzioni: 4

Ingredienti:

- 1 libbra di chorizo, tritato
- 12 once di peperoncini verdi in scatola, tritati
- 1 cipolla gialla, tritata
- ½ cucchiaino di aglio in polvere
- Sale e pepe nero qb
- 1 testa di cavolfiore, fiori separati
- 4 uova, sbattute
- 2 cucchiai di cipolle verdi, tritate

Indicazioni:

1. Riscaldare una padella a fuoco medio, aggiungere il chorizo e la cipolla, mescolare e far rosolare per qualche minuto.
2. Aggiungere i peperoncini verdi, mescolare, cuocere per qualche minuto e togliere dal fuoco.

3. Nel tuo robot da cucina mescola il cavolfiore con un po 'di sale e pepe e frulla.
4. Trasferiscilo in una ciotola, aggiungi le uova, il sale, il pepe e l'aglio in polvere e frusta il tutto.
5. Aggiungere anche il mix di chorizo, frullare di nuovo e trasferire il tutto su una pirofila unta.
6. Cuocere in forno a 375 gradi F e infornare per 40 minuti.
7. Lasciar raffreddare la casseruola per qualche minuto, cospargere di cipolle verdi, affettare e servire.

Nutrizione: calorie 350, grassi 12, fibre 4, carboidrati 6, proteine 20

Casseruola Di Spaghetti Italiani

Prova oggi una colazione chetogenica italiana!

Tempo di preparazione: 10 minuti
Tempo di cottura: 55 minuti
Porzioni: 4

Ingredienti:

- 4 cucchiai di burro chiarificato
- 1 zucca, tagliata a metà
- Sale e pepe nero qb
- ½ tazza di pomodori, tritati
- 2 spicchi d'aglio, tritati
- 1 tazza di cipolla gialla, tritata
- ½ cucchiaino di condimento italiano
- 3 once di salame italiano, tritato
- ½ tazza di olive kalamata, tritate
- 4 uova
- Una manciata di prezzemolo tritato

Indicazioni:
1. Mettere le metà della zucca su una teglia foderata, condire con sale e pepe, spalmare sopra 1 cucchiaio di burro chiarificato, introdurre in forno a 400 ° F e infornare per 45 minuti.
2. Nel frattempo scaldare una padella con il resto del burro chiarificato a fuoco medio, aggiungere l'aglio, le cipolle, il sale e il pepe, mescolare e cuocere per un paio di minuti.
3. Aggiungere il salame e i pomodori, mescolare e cuocere per 10 minuti.
4. Aggiungere le olive, mescolare e cuocere ancora per qualche minuto.
5. Sfornare le metà della zucca, raschiare la polpa con una forchetta e aggiungere il composto di salame nella padella.
6. Mescolare, fare 4 buchi nel composto, rompere un uovo in ciascuno, aggiustare di sale e pepe, introdurre la teglia in forno a 400 gradi e cuocere fino a quando le uova saranno pronte.
7. Cospargere di prezzemolo e servire.

Nutrizione: calorie 333, grassi 23, fibre 4, carboidrati 12, proteine 15

Porridge semplice colazione

Questo è semplicemente delizioso!

Tempo di preparazione: 5 minuti
Tempo di cottura: 10 minuti
Porzioni: 1

Ingredienti:

- 1 cucchiaino di cannella in polvere
- Un pizzico di noce moscata
- ½ tazza di mandorle, macinate
- 1 cucchiaino di stevia
- ¾ tazza di crema al cocco
- Un pizzico di cardamomo, macinato
- Un pizzico di chiodi di garofano, macinati

Indicazioni:
1. Riscaldare una padella a fuoco medio, aggiungere la crema di cocco e riscaldare per qualche minuto.
2. Aggiungere la stevia e le mandorle e mescolare bene per 5 minuti.
3. Aggiungere i chiodi di garofano, il cardamomo, la noce moscata e la cannella e mescolare bene.
4. Trasferire in una ciotola e servire caldo.

Nutrizione: calorie 200, grassi 12, fibre 4, carboidrati 8, proteine 16

Deliziosa Granola

Un muesli per la colazione chetogenica è l'idea migliore in assoluto!

Tempo di preparazione: 10 minuti
Tempo di cottura: 0 minuti
Porzioni: 2

Ingredienti:

- 2 cucchiai di cioccolato, tritato
- 7 fragole, tritate
- Una spruzzata di succo di limone
- 2 cucchiai di noci pecan, tritate

Indicazioni:

1. In una ciotola, mescola il cioccolato con le fragole, le noci pecan e il succo di limone.
2. Mescolate e servite freddo.

Nutrizione: calorie 200, grassi 5, fibre 4, carboidrati 7, proteine 8

Deliziosi Cereali Di Mandorle

È un ottimo modo per iniziare la giornata!

Tempo di preparazione: 5 minuti
Tempo di cottura: 0 minuti.
Porzioni: 1

Ingredienti:

- 2 cucchiai di mandorle tritate
- 2 cucchiai di pepita, arrostite
- 1/3 di tazza di latte di cocco
- 1 cucchiaio di semi di chia
- 1/3 di tazza d'acqua
- Una manciata di mirtilli
- 1 banana piccola, tritata

Indicazioni:

1. In una ciotola, mescolate i semi di chia con il latte di cocco e lasciate da parte per 5 minuti.
2. Nel tuo robot da cucina, mescola metà delle pepita con le mandorle e frulla bene.
3. Aggiungi questo al mix di semi di chia.
4. Aggiungete anche l'acqua e mescolate.
5. Completare con il resto delle pepita, dei pezzi di banana e dei mirtilli e servire.

Nutrizione: calorie 200, grassi 3, fibre 2, carboidrati 5, proteine 4

Ottima colazione ciotola

Sarai sorpreso! È fantastico!

Tempo di preparazione: 5 minuti
Tempo di cottura: 0 minuti
Porzioni: 1

Ingredienti:

- 1 cucchiaino di noci pecan, tritate
- 1 tazza di latte di cocco
- 1 cucchiaino di noci tritate
- 1 cucchiaino di pistacchi tritati
- 1 cucchiaino di mandorle tritate
- 1 cucchiaino di pinoli, crudi
- 1 cucchiaino di semi di girasole, crudi
- 1 cucchiaino di miele grezzo
- 1 cucchiaino di pepita, cruda
- 2 cucchiaini di lamponi

Indicazioni:
1. In una ciotola, mescolate il latte con il miele e mescolate.
2. Aggiungere le noci pecan, le noci, le mandorle, i pistacchi, i semi di girasole, i pinoli e le pepite.
3. Mescolare, guarnire con i lamponi e servire.

Nutrizione: calorie 100, grassi 2, fibre 4, carboidrati 5, proteine 6

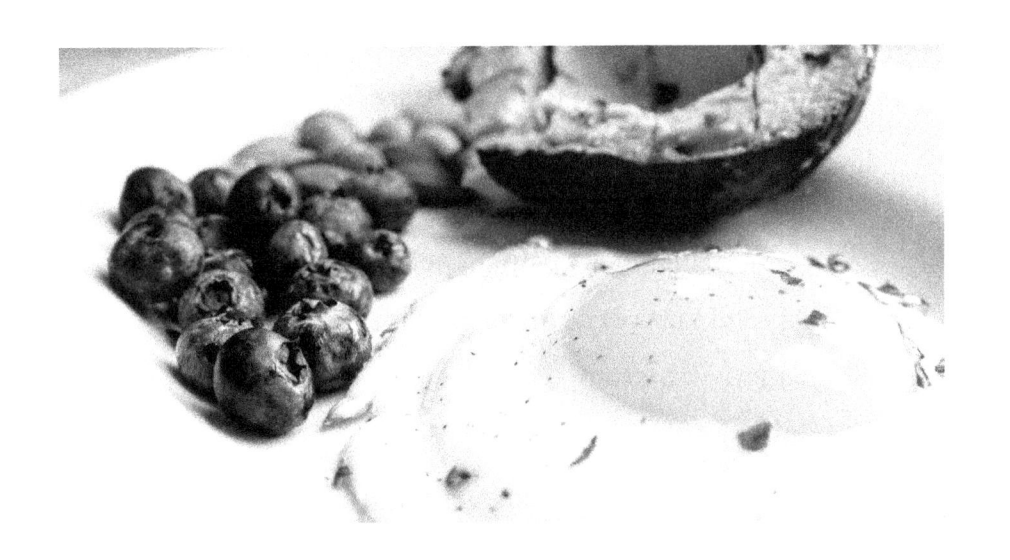

Delizioso Pane Prima Colazione

Questa è un'idea per la colazione chetogenica che dovresti provare presto!

Tempo di preparazione: 10 minuti
Tempo di cottura: 3 minuti
Porzioni: 4

Ingredienti:

- ½ cucchiaino di lievito in polvere
- 1/3 di tazza di farina di mandorle
- 1 uovo, sbattuto
- Un pizzico di sale
- 2 cucchiai e mezzo di olio di cocco

Indicazioni:
1. Ungere una tazza con un po 'd'olio.
2. In una ciotola mescolate l'uovo con la farina, il sale, l'olio e il lievito e mescolate.
3. Versalo nella tazza e cuoci nel microonde per 3 minuti ad alta temperatura.
4. Lasciate raffreddare un po 'il pane, estraete dalla tazza, affettate e servite con un bicchiere di latte di mandorle a colazione.

Nutrizione: calorie 132, grassi 12, fibre 1, carboidrati 3, proteine 4

Muffin da colazione

Questi renderanno davvero la tua giornata molto più facile!

Tempo di preparazione: 10 minuti
Tempo di cottura: 30 minuti
Porzioni: 4

Ingredienti:

- ½ tazza di latte di mandorle
- 6 uova
- 1 cucchiaio di olio di cocco
- Sale e pepe nero qb
- ¼ di tazza di cavolo riccio, tritato
- 8 fette di prosciutto
- ¼ di tazza di erba cipollina tritata

Indicazioni:
1. In una ciotola mescolate le uova con sale, pepe, latte, erba cipollina e cavolo riccio e mescolate bene.
2. Ungere una teglia per muffin con olio di cocco sciolto, foderare con fette di prosciutto, versare le uova mescolate, introdurre in forno e infornare a 350 gradi per 30 minuti.
3. Trasferisci i muffin su un vassoio e servili per colazione.

Nutrizione: calorie 140, grassi 3, fibre 1, carboidrati 3, proteine 10

Pane speciale per la colazione

È un pane per la colazione chetogenico ricco di sostanze nutritive!

Tempo di preparazione: 10 minuti
Tempo di cottura: 25 minuti
Porzioni: 7

Ingredienti:

- 1 testa di cavolfiore, fiori separati
- Una manciata di prezzemolo tritato
- 1 tazza di spinaci, strappati
- 1 cipolla gialla piccola, tritata
- 1 cucchiaio di olio di cocco
- ½ tazza di noci pecan, macinate
- 3 uova
- 2 spicchi d'aglio, tritati
- Sale e pepe nero qb

Indicazioni:
1. Nel tuo robot da cucina, mescola le cimette di cavolfiore con un po 'di sale e pepe e frulla bene.
2. Scaldare una padella con l'olio a fuoco medio, aggiungere il cavolfiore, la cipolla, l'aglio un po 'di sale e pepe, mescolare e cuocere per 10 minuti.
3. In una ciotola mescolate le uova con sale, pepe, prezzemolo, spinaci e noci e mescolate.
4. Aggiungere la miscela di cavolfiore e mescolare di nuovo bene.
5. Distribuire questo in 7 giri su una teglia, riscaldare il forno a 350 gradi F e cuocere per 15 minuti.
6. Servi questi gustosi pani a colazione.

Nutrizione: calorie 140, grassi 3, fibre 3, carboidrati 4, proteine 8

Panino per la colazione

È un gustoso panino chetogenico per la colazione! Provalo presto!

Tempo di preparazione: 10 minuti
Tempo di cottura: 10 minuti
Porzioni: 1

Ingredienti:

- 2 uova
- Sale e pepe nero qb
- 2 cucchiai di burro chiarificato
- ¼ di libbra di salsiccia di maiale, tritata
- ¼ di tazza d'acqua
- 1 cucchiaio di guacamole

Indicazioni:
1. In una ciotola mescolate la salsiccia tritata con sale e pepe a piacere e mescolate bene.
2. Formate un tortino con questo mix e mettetelo su una superficie di lavoro.
3. Riscaldare una padella con 1 cucchiaio di burro chiarificato a fuoco medio, aggiungere il tortino di salsiccia, friggere per 3 minuti su ogni lato e trasferire su un piatto.
4. Rompi un uovo in 2 ciotole e sbatti un po 'con sale e pepe.
5. Riscalda una padella con il resto del burro chiarificato a fuoco medio-alto, metti 2 stampini per biscotti che hai precedentemente unto con un po 'di burro chiarificato nella padella e versa un uovo in ciascuno.
6. Aggiungere l'acqua nella padella, abbassare la fiamma, coprire la padella e cuocere le uova per 3 minuti.
7. Trasferire questi "panini" all'uovo su carta assorbente e scolare il grasso.
8. Mettere il tortino di salsiccia su un panino all'uovo, cospargere di guacamole e guarnire con l'altro panino all'uovo.

Nutrizione: calorie 200, grassi 4, fibre 6, carboidrati 5, proteine 10

Muffin Deliziosi Del Pollo Della Colazione

È una gustosa colazione chetogenica che puoi provare oggi!

Tempo di preparazione: 10 minuti
Tempo di cottura: 1 ora
Porzioni: 3

Ingredienti:

- ¾ petto di pollo in libbra, disossato
- Sale e pepe nero qb
- ½ cucchiaino di aglio in polvere
- 3 cucchiai di salsa piccante mescolata con 3 cucchiai di olio di cocco sciolto
- 6 uova
- 2 cucchiai di cipolle verdi, tritate

Indicazioni:

1. Condire il petto di pollo con sale, pepe e aglio in polvere, disporre su una teglia foderata e infornare a 425 gradi per 25 minuti.
2. Trasferire il petto di pollo in una ciotola, sminuzzare con una forchetta e mescolare con metà della salsa piccante e l'olio di cocco sciolto.
3. Mescola per rivestire e lascia da parte per ora.

4. In una ciotola mescolate le uova con sale, pepe, le cipolle verdi e il resto della salsa piccante mescolata con olio e frullate molto bene.
5. Dividere questo mix in una teglia per muffin, guarnire ciascuno con pollo sminuzzato, introdurre in forno a 350 gradi F e cuocere per 30 minuti.
6. Servi i tuoi muffin caldi.

Nutrizione: calorie 140, grassi 8, fibre 1, carboidrati 2, proteine 13

Deliziosi Biscotti Alle Erbe

Prova presto questi sani biscotti per la colazione cheto! Sono così deliziosi!

Tempo di preparazione: 10 minuti
Tempo di cottura: 15 minuti
Porzioni: 6

Ingredienti:

- 6 cucchiai di olio di cocco
- 6 cucchiai di farina di cocco
- 2 spicchi d'aglio, tritati
- ¼ di tazza di cipolla gialla, tritata
- 2 uova
- Sale e pepe nero qb
- 1 cucchiaio di prezzemolo tritato
- 2 cucchiai di latte di cocco
- ½ cucchiaino di aceto di mele
- ¼ di cucchiaino di bicarbonato di sodio

Indicazioni:
1. In una ciotola mescolate la farina di cocco con le uova, l'olio, l'aglio, la cipolla, il latte di cocco, il prezzemolo, il sale e il pepe e mescolate bene.
2. In una ciotola, mescolate l'aceto con il bicarbonato di sodio, mescolate bene e aggiungete alla pastella.
3. Versare un cucchiaio di questa pastella su teglie rivestite e formare dei cerchi.
4. Introdurre in forno a 350 gradi F e infornare per 15 minuti.
5. Servi questi biscotti a colazione.

Nutrizione: calorie 140, grassi 6, fibre 2, carboidrati 10, proteine 12

Muffin di avocado

Se ti piacciono le ricette di avocado, dovresti davvero provare questo prossimo presto!

Tempo di preparazione: 10 minuti
Tempo di cottura: 20 minuti
Porzioni: 12

Ingredienti:

- 4 uova
- 6 fette di pancetta, tritate
- 1 cipolla gialla, tritata
- 1 tazza di latte di cocco
- 2 tazze di avocado, snocciolate, sbucciate e tritate
- Sale e pepe nero qb
- ½ cucchiaino di bicarbonato di sodio
- ½ tazza di farina di cocco

Indicazioni:
1. Scaldare una padella a fuoco medio, aggiungere cipolla e pancetta, mescolare e far rosolare per qualche minuto.
2. In una ciotola schiacciate i pezzi di avocado con una forchetta e sbattete bene con le uova.
3. Aggiungere latte, sale, pepe, bicarbonato di sodio e farina di cocco e mescolare il tutto.
4. Aggiungere il mix di pancetta e mescolare di nuovo.
5. Ungere una teglia per muffin con l'olio di cocco, dividere le uova e il mix di avocado nella teglia, introdurre in forno a 350 gradi F e infornare per 20 minuti.
6. Dividi i muffin tra i piatti e servili a colazione.

Nutrizione: calorie 200, grassi 7, fibre 4, carboidrati 7, proteine 5

Focaccine Della Prima Colazione Del Limone E Della Pancetta

Siamo sicuri che non hai mai provato qualcosa di simile prima! È una colazione keto perfetta!

Tempo di preparazione: 10 minuti
Tempo di cottura: 20 minuti
Porzioni: 12

Ingredienti:

- 1 tazza di pancetta, tritata finemente
- Sale e pepe nero qb
- ½ tazza di burro chiarificato, sciolto
- 3 tazze di farina di mandorle
- 1 cucchiaino di bicarbonato di sodio
- 4 uova
- 2 cucchiaini di timo al limone

Indicazioni:
1. In una ciotola, mescolare la farina con il bicarbonato di sodio e le uova e mescolare bene.
2. Aggiungere burro chiarificato, timo limone, pancetta, sale e pepe e frullare bene.
3. Dividerlo in una teglia da muffin foderata, introdurre in forno a 350 gradi F e infornare per 20 minuti.
4. Fate raffreddare un po 'i muffin, divideteli tra i piatti e serviteli.

Nutrizione: calorie 213, grassi 7, fibre 2, carboidrati 9, proteine 8

Muffin Di Origano E Formaggio

Deliziosa Colazione Di Tacchino

Prova una colazione di tacchino chetogenica per cambiare!

Tempo di preparazione: 10 minuti
Tempo di cottura: 20 minuti
Porzioni: 1

Ingredienti:
- 2 fette di avocado
- Sale e pepe nero
- 2 pancetta affettata
- 2 fette di petto di tacchino, già cotte
- 2 cucchiai di olio di cocco
- 2 uova sbattute

Indicazioni:

1. Riscaldare una padella a fuoco medio, aggiungere le fette di pancetta e farle rosolare per qualche minuto.
2. Nel frattempo scaldate un'altra padella con l'olio a fuoco medio, aggiungete le uova, il sale e il pepe e fatele strapazzare.
3. Dividere le fette di petto di tacchino in 2 piatti.
4. Dividi le uova strapazzate su ciascuna.
5. Dividete anche le fette di pancetta e le fette di avocado e servite.

Nutrizione: calorie 135, grassi 7, fibre 2, carboidrati 4, proteine 10

Burrito incredibile

Puoi mangiare un burrito a colazione? Certo che puoi!

Tempo di preparazione: 10 minuti
Tempo di cottura: 16 minuti
Porzioni: 1

Ingredienti:

- 1 cucchiaino di olio di cocco
- 1 cucchiaino di aglio in polvere
- 1 cucchiaino di cumino, macinato
- ¼ di libbra di carne di manzo, macinata
- 1 cucchiaino di paprika dolce
- 1 cucchiaino di cipolla in polvere
- 1 cipolla rossa piccola, tagliata a julienne
- 1 cucchiaino di coriandolo tritato
- Sale e pepe nero qb
- 3 uova

Indicazioni:
1. Riscaldare una padella a fuoco medio, aggiungere la carne di manzo e far rosolare per qualche minuto.
2. Aggiungere sale, pepe, cumino, aglio e cipolla in polvere e paprika, mescolare, cuocere ancora per 4 minuti e togliere dal fuoco.
3. In una ciotola mescolate le uova con sale e pepe e sbattete bene.
4. Riscaldare una padella con l'olio a fuoco medio, aggiungere l'uovo, distribuire uniformemente e cuocere per 6 minuti.
5. Trasferisci il burrito all'uovo in un piatto, dividi il mix di manzo, aggiungi cipolla e coriandolo, arrotola e servi.

Nutrizione: calorie 280, grassi 12, fibre 4, carboidrati 7, proteine 14

Hash a colazione incredibile

Questo hashish per la colazione è perfetto per te!

Tempo di preparazione: 10 minuti
Tempo di cottura: 16 minuti
Porzioni: 2

Ingredienti:

- 1 cucchiaio di olio di cocco
- 2 spicchi d'aglio, tritati
- ½ tazza di brodo di manzo
- Sale e pepe nero qb
- 1 cipolla gialla, tritata
- 2 tazze di carne in scatola, tritata
- 1 libbra di ravanelli, tagliati in quarti

Indicazioni:
1. Riscaldare una padella con l'olio a fuoco medio alto, aggiungere la cipolla, mescolare e cuocere per 4 minuti.
2. Aggiungere i ravanelli, mescolare e cuocere per 5 minuti.
3. Aggiungere l'aglio, mescolare e cuocere ancora per 1 minuto.
4. Aggiungere brodo, carne di manzo, sale e pepe, mescolare, cuocere per 5 minuti, togliere dal fuoco e servire.

Nutrizione: calorie 240, grassi 7, fibre 3, carboidrati 12, proteine 8

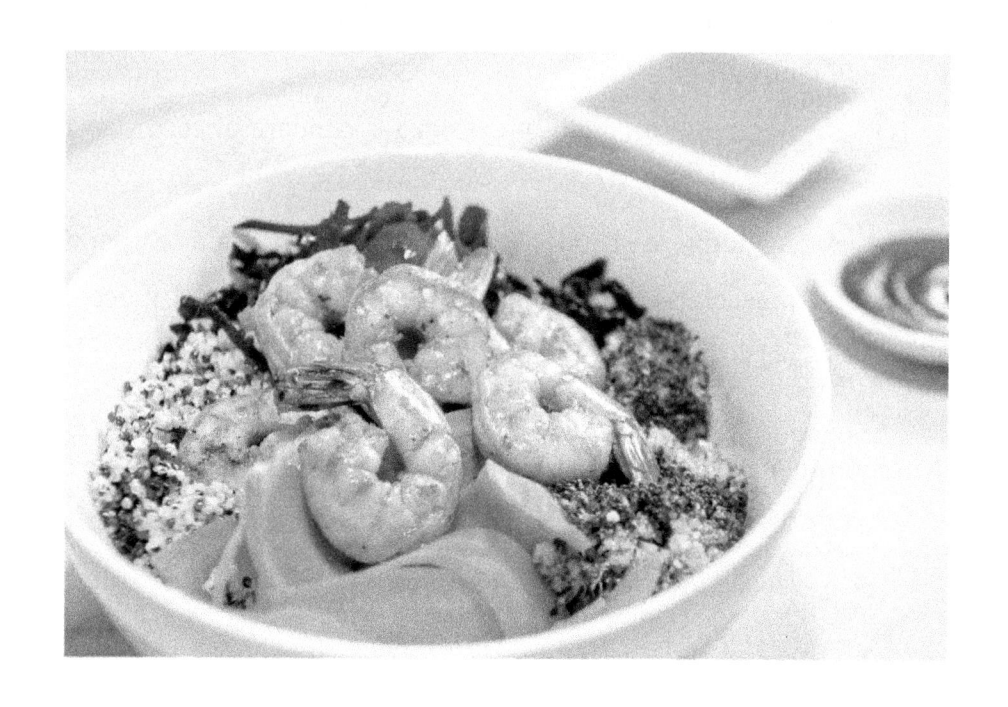

Delizia di cavoletti di Bruxelles

È così gustoso e molto facile da preparare! È un'ottima idea per la colazione cheto per te!

Tempo di preparazione: 10 minuti
Tempo di cottura: 12 minuti
Porzioni: 3

Ingredienti:

- 3 uova
- Sale e pepe nero qb
- 1 cucchiaio di burro chiarificato, sciolto
- 2 scalogni, tritati
- 2 spicchi d'aglio, tritati
- 12 once di cavoletti di Bruxelles, affettati sottilmente
- 2 once di pancetta, tritata
- 1 cucchiaio e ½ di aceto di mele

Indicazioni:

1. Scaldare una padella a fuoco medio, aggiungere la pancetta, mescolare, cuocere fino a renderla croccante, trasferire su un piatto e lasciare da parte per ora.
2. Riscaldare di nuovo la padella a fuoco medio, aggiungere lo scalogno e l'aglio, mescolare e cuocere per 30 secondi.

3. Aggiungere i cavoletti di Bruxelles, sale, pepe e aceto di mele, mescolare e cuocere per 5 minuti.
4. Rimettere la pancetta nella padella, mescolare e cuocere per altri 5 minuti.
5. Aggiungere il burro chiarificato, mescolare e fare un buco al centro.
6. Rompere le uova nella padella, cuocere fino a quando non sono cotte e servire subito.

Nutrizione: calorie 240, grassi 7, fibre 4, carboidrati 7, proteine 12

Granella di cereali per la colazione

Presta attenzione e impara a preparare i migliori chicchi di cereali cheto!

Tempo di preparazione: 10 minuti
Tempo di cottura: 45 minuti
Porzioni: 4

Ingredienti:
- 4 cucchiai di cuori di canapa
- ½ tazza di semi di chia
- 1 tazza d'acqua
- 1 cucchiaio di estratto di vaniglia
- 1 cucchiaio di polvere di psillio
- 2 cucchiai di olio di cocco
- 1 cucchiaio da tavola
- 2 cucchiai di granella di cacao

Indicazioni:
1. In una ciotola, mescolate i semi di chia con l'acqua, mescolate e lasciate da parte per 5 minuti.
2. Aggiungere i cuori di canapa, l'estratto di vaniglia, la polvere di psillio, l'olio e sterzare e mescolare bene con il mixer.

3. Aggiungere la granella di cacao e mescolare fino ad ottenere un impasto.
4. Dividere l'impasto in 2 pezzi, formare un cilindro, disporlo su una teglia foderata, appiattire bene, coprire con carta forno, introdurre in forno a 285 ° F e infornare per 20 minuti.
5. Rimuovere la carta forno e infornare per altri 25 minuti.
6. Sfornare i cilindri, lasciarli raffreddare e tagliarli a pezzetti.
7. Servire la mattina con un po 'di latte di mandorle.

Nutrizione: calorie 245, grassi 12, fibre 12, carboidrati 2, proteine 9

Colazione Budino di Chia

Prova un budino di chia questa mattina!

Tempo di preparazione: 10 minuti
Tempo di cottura: 30 minuti
Porzioni: 2

Ingredienti:
- 2 cucchiai di caffè
- 2 tazze d'acqua
- 1/3 di tazza di semi di chia
- 1 cucchiaio da tavola
- 1 cucchiaio di estratto di vaniglia
- 2 cucchiai di granella di cacao
- 1/3 di tazza di crema al cocco

Indicazioni:

1. Riscaldare una piccola pentola con l'acqua a fuoco medio, portare a ebollizione, aggiungere il caffè, cuocere a fuoco lento per 15 minuti, togliere dal fuoco e filtrare in una ciotola.
2. Aggiungere l'estratto di vaniglia, la crema di cocco, lo sterzo, le fave di cacao e i semi di chia, mescolare bene, tenere in frigo per 30 minuti, dividere in 2 ciotole da colazione e servire.

Nutrizione: calorie 100, grassi 0,4, fibre 4, carboidrati 3, proteine 3

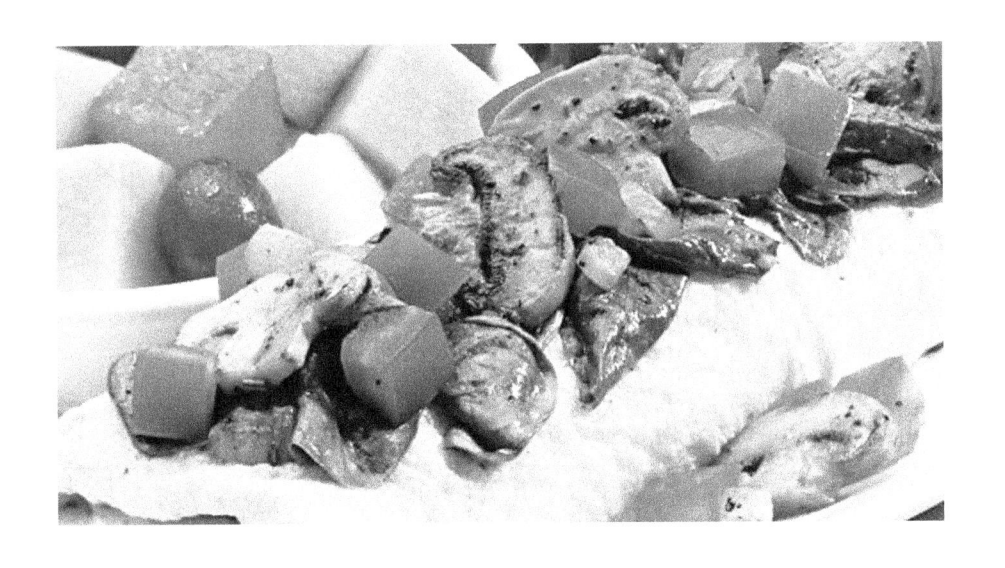

Delizioso Porridge Di Canapa

È un'idea per la colazione sostanziosa e al 100% cheto!

Tempo di preparazione: 3 minuti
Tempo di cottura: 3 minuti
Porzioni: 1

Ingredienti:

- 1 cucchiaio di semi di chia
- 1 tazza di latte di mandorle
- 2 cucchiai di semi di lino
- ½ tazza di cuori di canapa
- ½ cucchiaino di cannella, macinata
- 1 cucchiaio di stevia
- ¾ cucchiaino di estratto di vaniglia
- ¼ di tazza di farina di mandorle
- 1 cucchiaio di cuori di canapa per servire

Indicazioni:
1. In una padella, mescolare il latte di mandorle con ½ tazza di cuori di canapa, semi di chia, stevia, semi di lino, cannella ed estratto di vaniglia, mescolare bene e scaldare a fuoco medio.
2. Cuocere per 2 minuti, togliere dal fuoco, aggiungere la farina di mandorle, mescolare bene e versare in una ciotola.
3. Completare con 1 cucchiaio di cuori di canapa e servire.

Nutrizione: calorie 230, grassi 12, fibre 7, carboidrati 3, proteine 43

Cereali per la colazione semplici

È così facile preparare una gustosa colazione keto!

Tempo di preparazione: 10 minuti
Tempo di cottura: 3 minuti
Porzioni: 2

Ingredienti:

- ½ tazza di cocco, sminuzzato
- 4 cucchiaini di burro chiarificato
- 2 tazze di latte di mandorle
- 1 cucchiaio di stevia
- Un pizzico di sale
- 1/3 di tazza di noci di macadamia, tritate
- 1/3 di tazza di noci, tritate
- 1/3 di tazza di semi di lino

Indicazioni:
1. Riscaldare una pentola con il burro chiarificato a fuoco medio, aggiungere il latte, il cocco, il sale, le noci di macadamia, le noci, i semi di lino e la stevia e mescolare bene.
2. Cuocere per 3 minuti, mescolare ancora, togliere dal fuoco e lasciare da parte per 10 minuti.
3. Dividete in 2 ciotole e servite.

Nutrizione: calorie 140, grassi 3, fibre 2, carboidrati 1,5, proteine 7

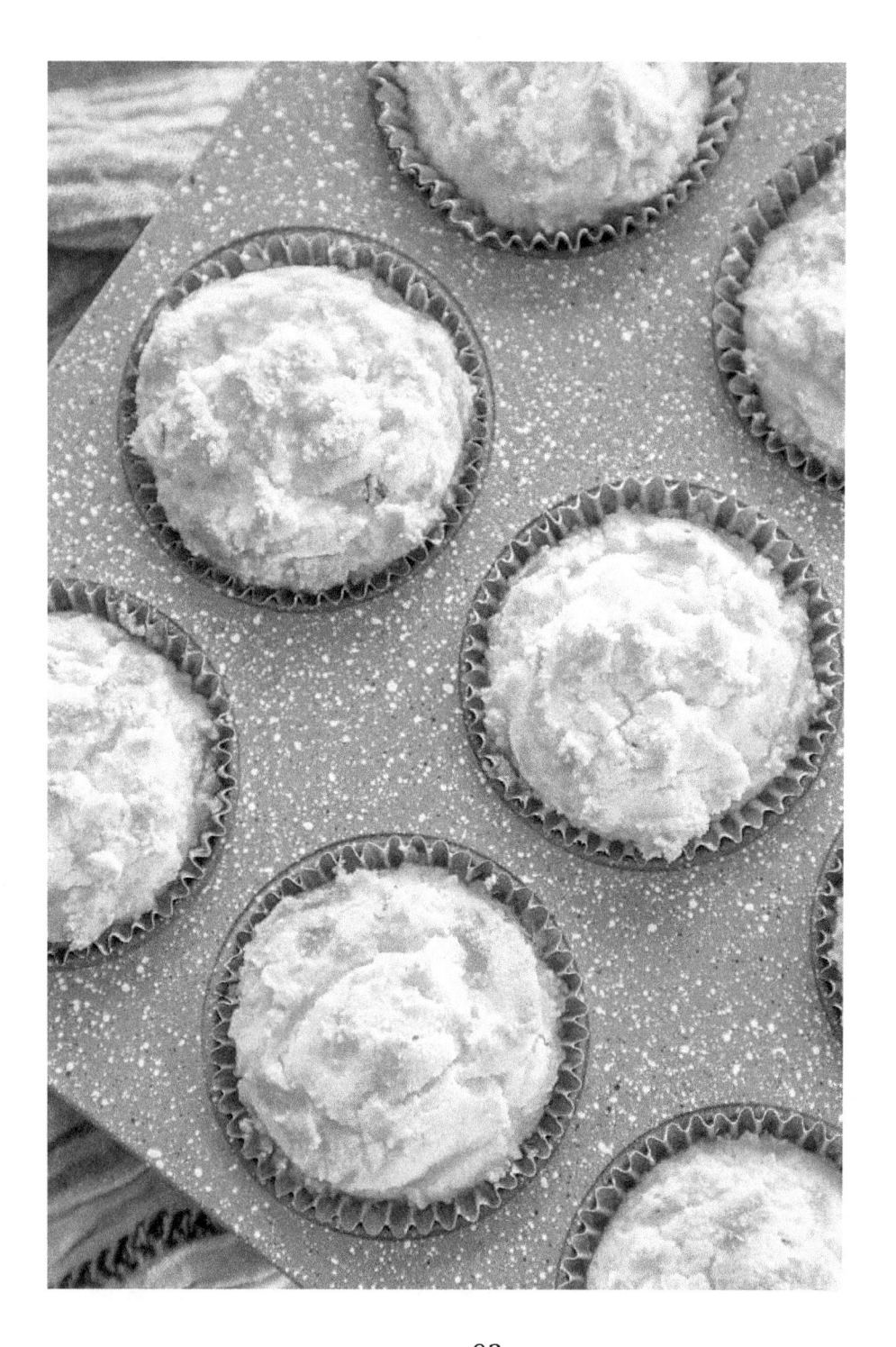

Porridge all'uovo semplice

È così semplice e gustoso!

Tempo di preparazione: 10 minuti
Tempo di cottura: 4 minuti
Porzioni: 2

Ingredienti:

- 2 uova
- 1 cucchiaio di stevia
- 1/3 di tazza di panna
- 2 cucchiai di burro chiarificato, sciolto
- Un pizzico di cannella, macinata

Indicazioni:

1. In una ciotola, mescolare le uova con la stevia e la panna e sbattere bene.
2. Riscaldare una padella con il burro chiarificato a fuoco medio-alto, aggiungere il composto di uova e cuocere fino a quando non sono cotti.
3. Trasferire in 2 ciotole, cospargere di cannella e servire.

Nutrizione: calorie 340, grassi 12, fibre 10, carboidrati 3, proteine 14

Deliziose frittelle

Perché non provi questi deliziosi pancake al keto oggi?

Tempo di preparazione: 3 minuti
Tempo di cottura: 12 minuti
Porzioni: 4

Ingredienti:

- ½ cucchiaino di cannella, macinata
- 1 cucchiaino di stevia
- 2 uova
- Spray da cucina
- 2 once di crema di formaggio

Indicazioni:

1. Nel tuo frullatore, mescola le uova con la crema di formaggio, la stevia e la cannella e mescola bene.
2. Riscaldare una padella con uno spray da cucina a fuoco medio-alto, versare ¼ della pastella, distribuire bene, cuocere per 2 minuti, girare e cuocere ancora per 1 minuto.
3. Trasferire su un piatto e ripetere l'azione con il resto della pastella.
4. Servili subito.

Nutrizione: calorie 344, grassi 23, fibre 12, carboidrati 3, proteine 16

Pancakes alle mandorle

Questi sono così deliziosi! Provali!

Tempo di preparazione: 10 minuti
Tempo di cottura: 10 minuti
Porzioni: 12

Ingredienti:

- 6 uova
- Un pizzico di sale
- ½ tazza di farina di cocco
- ¼ di tazza di stevia
- 1/3 di tazza di cocco, sminuzzato
- ½ cucchiaino di lievito in polvere
- 1 tazza di latte di mandorle
- ¼ di tazza di olio di cocco
- 1 cucchiaino di estratto di mandorle
- ¼ di tazza di mandorle tostate
- 2 once di cioccolato al cacao
- Spray da cucina

Indicazioni:

1. In una ciotola, mescolare la farina di cocco con la stevia, il sale, il lievito e il cocco e mescolare.
2. Aggiungere l'olio di cocco, le uova, il latte di mandorle e l'estratto di mandorle e mescolare di nuovo bene.
3. Aggiungere il cioccolato e le mandorle e mescolare di nuovo bene.
4. Riscaldare una padella con uno spray da cucina a fuoco medio, aggiungere 2 cucchiai di pastella, distribuire in cerchio, cuocere fino a doratura, capovolgere, cuocere di nuovo fino a cottura e trasferire in una padella.
5. Ripeti con il resto della pastella e servi subito i pancake.

Nutrizione: calorie 266, grassi 13, fibre 8, carboidrati 10, proteine 11

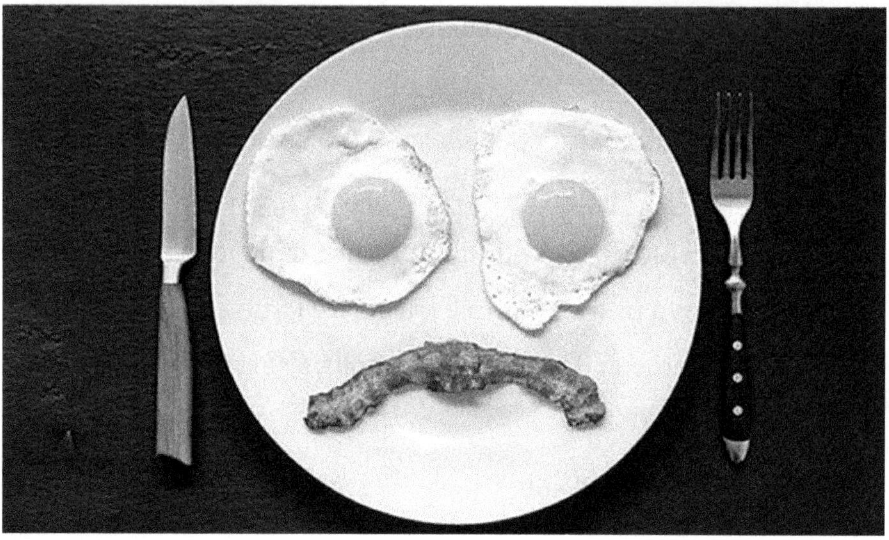

Deliziose frittelle di zucca

Questi pancake alla zucca cheto renderanno la tua giornata!

Tempo di preparazione: 10 minuti
Tempo di cottura: 15 minuti
Porzioni: 6

Ingredienti:

- 1 oncia di proteine del bianco d'uovo
- 2 once di farina di nocciole
- 2 once di semi di lino, macinati
- 1 cucchiaino di lievito in polvere
- 1 tazza di crema al cocco
- 1 cucchiaio di chai masala
- 1 cucchiaino di estratto di vaniglia
- ½ tazza di purea di zucca
- 3 uova
- 5 gocce di stevia
- 1 cucchiaio da tavola
- 1 cucchiaino di olio di cocco

Indicazioni:

1. In una ciotola, mescolare i semi di lino con la farina di nocciole, le proteine dell'albume, il lievito e il chai masala e mescolare.
2. In un'altra ciotola, mescolare la crema di cocco con l'estratto di vaniglia, la purea di zucca, le uova, la stevia e sterzare e mescolare bene.
3. Unisci le 2 miscele e mescola bene.
4. Scaldare una padella con l'olio a fuoco medio alto, versare 1/6 della pastella, distribuire in cerchio, coprire, abbassare la fiamma al minimo, cuocere per 3 minuti per lato e trasferire su un piatto.
5. Ripeti con il resto della pastella e servi subito le frittelle di zucca.

Nutrizione: calorie 400, grassi 23, fibre 4, carboidrati 5, proteine 21

Toast francese semplice della prima colazione

Che tu ci creda o no, questa è una colazione keto!

Tempo di preparazione: 5 minuti
Tempo di cottura: 45 minuti
Porzioni: 18

Ingredienti:

- 1 tazza di proteine del siero di latte
- 12 albumi d'uovo
- 4 once di crema di formaggio

Per il toast francese:

- 1 cucchiaino di vaniglia
- ½ tazza di latte di cocco
- 2 uova
- 1 cucchiaino di cannella, macinata
- ½ tazza di burro chiarificato, sciolto
- ½ tazza di latte di mandorle
- ½ tazza di sterzata

Indicazioni:
1. In una ciotola, mescola 12 albumi con il tuo mixer per qualche minuto.
2. Aggiungi proteine e mescola delicatamente.
3. Aggiungere la crema di formaggio e mescolare di nuovo.
4. Versare questo in 2 teglie unte, introdurre in forno a 325 gradi F e infornare per 45 minuti.
5. Lasciar raffreddare il pane e tagliarlo in 18 pezzi.
6. In una ciotola, mescola 2 uova con vaniglia, cannella e latte di cocco e sbatti bene.
7. Immergi le fette di pane in questo mix.
8. Riscaldare una padella con un po 'di olio di cocco a fuoco medio, aggiungere le fette di pane, cuocere finché non saranno dorate su ogni lato e dividerle tra i piatti.
9. Riscaldare una padella con il burro chiarificato a fuoco vivace, aggiungere il latte di mandorle e scaldare bene.
10. Aggiungere sterzare, mescolare e togliere dal fuoco.
11. Lasciar raffreddare un po 'e cospargere di toast francesi.

Nutrizione: calorie 200, grassi 12, fibre 1, carboidrati 1, proteine 7

Waffle fantastici

Preparati per una colazione davvero gustosa!

Tempo di preparazione: 10 minuti
Tempo di cottura: 20 minuti
Porzioni: 5

Ingredienti:

- 5 uova, separate
- 3 cucchiai di latte di mandorle
- 1 cucchiaino di lievito in polvere
- 3 cucchiai di stevia
- 4 cucchiai di farina di cocco
- 2 cucchiaini di vaniglia
- 4 once di burro chiarificato, sciolto

Indicazioni:
1. In una ciotola, sbatti l'albume usando il mixer.
2. In un'altra ciotola mescolate la farina con la stevia, il lievito e i tuorli e sbattete bene.
3. Aggiungere la vaniglia, il burro chiarificato e il latte e mescolare di nuovo bene.
4. Aggiungere l'albume e mescolare delicatamente il tutto.
5. Versa un po' del composto nella tua macchina per cialde e cuoci finché non diventa dorato.
6. Ripeti con il resto della pastella e servi subito i waffle.

Nutrizione: calorie 240, grassi 23, fibre 2, carboidrati 4, proteine 7

Granola Al Forno

È così incredibile e gustoso! Ci piace!

Tempo di preparazione: 10 minuti
Tempo di cottura: 60 minuti
Porzioni: 4

Ingredienti:

- ½ tazza di mandorle tritate
- 1 tazza di noci pecan, tritate
- ½ tazza di noci tritate
- ½ tazza di cocco, in fiocchi
- ¼ di tazza di farina di lino
- ½ tazza di latte di mandorle
- ¼ di tazza di semi di girasole
- ¼ di tazza di pepitas
- ½ tazza di stevia
- ¼ di tazza di burro chiarificato, sciolto
- 1 cucchiaino di miele
- 1 cucchiaino di vaniglia
- 1 cucchiaino di cannella, macinata
- Un pizzico di sale
- ½ cucchiaino di noce moscata
- ¼ di tazza d'acqua

Indicazioni:

1. In una ciotola, mescolare le mandorle con le noci pecan, le noci, il cocco, la farina di lino, il latte, i semi di girasole, la pepita, la stevia, il burro chiarificato, il miele, la vaniglia, la cannella, il sale, la noce moscata e l'acqua e frullare molto bene.
2. Ungere una teglia con carta da forno, spalmare il composto di muesli e premere bene.
3. Coprite con un altro foglio di carta forno, introducete in forno a 250 gradi e infornate per 1 ora.
4. Sfornate il muesli, lasciate raffreddare, spezzettate e servite.

Nutrizione: calorie 340, grassi 32, fibre 12, carboidrati 20, proteine 20

Frullato incredibile

Questo frullato è il migliore!

Tempo di preparazione: 5 minuti
Tempo di cottura: 0 minuti
Porzioni: 1

Ingredienti:

- 2 noci brasiliane
- 1 tazza di latte di cocco
- 10 mandorle
- 2 tazze di foglie di spinaci
- 1 cucchiaino di polvere verde
- 1 cucchiaino di proteine del siero di latte
- 1 cucchiaio di semi di psillio
- 1 cucchiaio di fecola di patate

Indicazioni:
1. Nel tuo frullatore, mescola gli spinaci con le noci del Brasile, il latte di cocco e le mandorle e mescola bene.
2. Aggiungere la polvere verde, le proteine del siero di latte, la fecola di patate e i semi di psillio e mescolare di nuovo bene.
3. Versare in un bicchiere alto e consumare a colazione.

Nutrizione: calorie 340, grassi 30, fibre 7, carboidrati 7, proteine 12

Conclusione

Questo è davvero un libro di cucina che cambia la vita. Ti mostra tutto ciò che devi sapere sulla dieta chetogenica e ti aiuta a iniziare. Ora conosci alcune delle migliori e più popolari ricette chetogeniche al mondo.

Abbiamo qualcosa per tutti i gusti!

Quindi, non esitare troppo e inizia la tua nuova vita come seguace della dieta chetogenica!

Metti le mani su questa speciale raccolta di ricette e inizia a cucinare in questo modo nuovo, eccitante e salutare!

Divertiti e goditi la tua dieta chetogenica!